CAMILLE TOULOUSE,

Directeur d'École publique,

Chevalier du Mérite agricole,

Lauréat de la Ligue antialcoolique française,

de la Société de Préservation contre la Tuberculose,

de la Société contre l'Usage du Tabac, Etc.

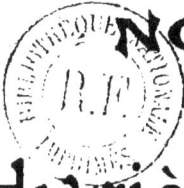

NOTIONS

d'Hygiène Scolaire

ET

d'Hygiène Pratique

Une âme saine dans un corps sain. (MONTAIGNE.)
Prévenir vaut mieux que guérir. (PROVERBE.)
L'hygiène préserve de la médecine. (RASPAIL.)
La médecine de l'avenir, c'est la médecine préventive, c'est l'hygiène. (MAQUEL.)
L'hygiène est la plus utile des sciences après la morale, celle dont personne ne devrait ignorer les préceptes. (G. PETIT.)

NOTIONS
d'Hygiène Scolaire
ET
d'Hygiène Pratique

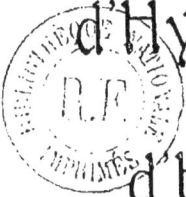

Présentation de l'ouvrage aux lecteurs.

L'auteur de ce *traité d'hygiène sco-laire*, avant de livrer son ouvrage à la publicité, a eu un scrupule qui l'honore : c'est de le soumettre à l'examen et à l'approbation d'un médecin, d'un homme de l'art, comme on disait jadis préten-tieusement. Il était en effet important pour l'auteur de savoir si les conseils d'hygiène qu'il donne d'une part aux élèves, d'autre part à ses collègues pour la conservation de la santé étaient en harmonie avec les ressources que nous offre la science moderne ; en outre, il était soucieux de s'assurer si son œuvre, fruit de ses veilles, ne contenait pas quel-ques lacunes, quelques erreurs d'ordre médical, qu'il aurait pu se reprocher plus tard. C'est pour remplir ce double but que M. Toulouse s'est adressé à moi.

Je l'avais vu, il y a juste quinze ans aujourd'hui (en juin 1894), à Bertholène, où il était instituteur, déjà dans son rôle « *d'hygiéniste scolaire* », à propos d'une épidémie de méningite cérébro-spinale que j'avais été chargé d'observer par le Préfet de l'Aveyron. Cette grave maladie, nettement contagieuse, sévissait épidémiquement chez les enfants des écoles, où elle avait fait plusieurs victimes ; elle s'était déjà montrée douze ans auparavant à Bertholène.

Je me rappelle avec une vive gratitude que M. Toulouse voulut bien me servir d'auxiliaire dans mes constatations et me fournir des indications de statistique et de topographie qui m'étaient nécessaires pour la rédaction de mon rapport, destiné surtout à proposer les moyens de combattre l'épidémie et d'en prévenir le retour.

C'est en raison de ces souvenirs que j'ai accepté la mission qui m'était offerte de présenter ce livre au public, auquel il s'adresse. Après l'avoir lu avec attention, j'ai reconnu que l'auteur avait bien rempli le programme qu'il s'était imposé, qu'il avait réussi à vulgariser, sans les abaisser, les notions d'hygiène qu'il a présentées.

Je ne puis que recommander la lecture de ce travail en émettant le vœu que les excellents conseils qui y sont contenus soient suivis par tous. Leur stricte observation est de nature à nous rapprocher, au moins de la moitié, de l'idéal humain : *avoir une âme saine dans un corps sain*. Le véritable progrès ne tient-il pas dans ces deux termes : la *santé*, bien-être du corps ; la *moralité*, bien-être de l'âme ?

Millau, 29 juin 1909.

Dᵣ G. BOMPAIRE.

AVANT-PROPOS

1° Aux enfants.

L'hygiène est l'ensemble des règles à observer pour conserver la santé. C'est donc une science de tout premier ordre, car l'homme maladif ne peut bien remplir sa destinée.

Ce petit ouvrage a pour but de faire de vous des gens robustes. Vous y verrez comment on évite la plupart des maladies qui assaillent notre pauvre humanité et comment on empêche leur aggravation quand elles se sont déclarées.

Etudiez-le avec autant de plaisir que nous en avons mis à le composer : ce sera notre plus douce récompense.

2° Aux maîtres.

Le présent livret s'efforce de dire beaucoup de choses en peu de mots. De plus, il est conforme aux programmes officiels (Art. 1 de la loi du 28 mars 1882 — arrêté du 18 janvier 1887 — arrêté du 2 novembre 1891 — arrêté du 9 mars 1897 — circulaire du 20 octobre 1902).

Chers Collègues, nous vous le dédions en toute confiance, car il a le mérite d'être vécu. Nous vous laissons toutefois le soin d'accepter la répartition en leçons qui conviendra le mieux à l'âge et à la force de vos élèves, à la fréquentation moyenne, à votre tempérament.

Vous vous convaincrez que notre travail est le complément obligé des nombreuses publications scientifiques en usage dans nos écoles.

Nous y joignons quelques sujets donnés aux examens. Vous les ferez traiter oralement ou par écrit et vos élèves pourront affronter sans crainte l'épreuve *d'hygiène* du certificat d'études.

Nota important. — Ce travail est formé de deux parties bien distinctes : la première s'adresse aux élèves du *cours moyen, première année ;* la seconde convient surtout à ceux du *cours moyen, deuxième année,* à ceux du *cours supérieur* et même à ceux du *cours d'adultes.* Cette disposition nous a permis de faire de deux volumes un seul. Aussi ne faudra-t-il pas s'étonner des quelques répétitions que l'on y trouvera.

CAMILLE TOULOUSE.

PREMIÈRE PARTIE

Hygiène scolaire.

1ʳᵉ Section. — Hygiène de l'écolier.

CHAPITRE 1ᵉʳ. — PROPRETÉ CORPORELLE

1. *Lavages journaliers.* — Lavez-vous aussi souvent que cela sera nécessaire, mais au moins une fois par jour, les mains, le cou et le visage. L'eau et le savon débarrassent la peau des germes mauvais que la poussière y apporte, de la crasse qui en bouche les pores et arrête la sueur, dont l'issue est nécessaire pour purifier le sang ; l'eau fraîche endurcit le corps et le rend moins sensible aux refroidissements. D'ailleurs, la propreté corporelle est recommandée par la morale.

2. *Bains.* — Prenez un bain de quelques minutes tous les jours, si vous le pouvez, ou toutes les semaines. En attendant que les communes puissent toutes installer des « bains scolaires », habituez-vous à tenir votre corps bien propre. Si vous n'avez pas de baignoire, prenez une cuvette et, à l'aide d'une éponge ou d'un linge, lavez-vous tout le corps.

L'été, sous la surveillance de vos parents ou de vos maîtres, allez à la rivière quatre heures après votre repas. Débattez-vous dans l'eau pour ne pas avoir froid, sortez-en au bout d'un quart

d'heure environ et réchauffez-vous par
une friction énergique avec un linge
plutôt rude et par une course légère.

A défaut de rivière, rien ne vous
empêche de prendre des *bains-douches*.

Une aspersion à l'eau froide sur tout le
corps, avec un vase quelconque contenant une dizaine de litres, faite rapidement par une personne qui projettera
l'eau sur le corps de l'enfant en com-
mençant par la tête et successivement
sur le dos, la poitrine, le ventre, les
membres, réalise un bain-douche. Ce
bain doit être précédé d'un bon savon-
nage. Une minute suffit pour toute l'opération, pendant laquelle les pieds de
l'enfant seront placés dans un récipient
en bois (baquet, petite comporte) ou dans
un grand vase quelconque.

Cette opération devrait se renouveler
toutes les semaines.

3. *Bouche.* — Les *dents*, les replis de
la muqueuse qui tapisse l'intérieur de la
bouche arrêtent quantité de débris et de
microbes, qui y séjournent, produisent
des fermentations qui vicient l'haleine,
font gâter les dents et finissent par avoir
une fâcheuse répercussion sur l'estomac.

Un *rinçage* à l'eau tiède, seule ou additionnée de quelques gouttes d'une bonne
eau dentifrice, après chaque repas, net-
toie les interstices des dents. On peut
aussi employer des cure-dents tendres de
bois ou de plumes d'oie ; ceux de fer ou
d'os finissent par entamer l'émail et
exposent les dents à se carier.

Le brossage, au moins une fois par
jour, des dents et des gencives avec une

brosse à dents ou un linge mouillés et frottés préalablement sur du savon de Marseille, constitue un très bon moyen d'hygiène. On se lave la bouche après à l'eau froide.

On promène la brosse dans la bouche, en dedans et au dehors de la mâchoire, de haut en bas pour les dents supérieures, et de bas en haut pour les dents inférieures, afin de ne pas décoller les gencives.

Les pâtes et les poudres dentifrices insolubles et dures, craie, pierre ponce, corail, etc., ou celles qui ont une action chimique, alun, crème de tartre, etc., sont à éviter.

Abstenez-vous de casser des corps durs, (noix, amandes, sucre, etc.), de boire froid après avoir pris quelque chose de chaud, de manger des fruits acides, de boire de l'alcool et de fumer pour conserver l'émail des dents intact ; lorsqu'il est ébréché, la dent se carie, et, quand le nerf est touché par les aliments chauds ou froids et qu'il vient au contact de l'air, on souffre de violentes douleurs. Faites-vous conduire quelquefois chez le dentiste ; il nettoiera vos dents, soignera celles qui commencent à se gâter, arrachera celles qui sont perdues et les autres se conserveront mieux.

Une bonne dentition est la garantie d'une bonne digestion, et une bonne digestion d'une bonne santé.

4. *Nez.* — Honte aux enfants morveux ! Ayez un mouchoir souvent renouvelé, au lieu de vous servir de votre manche ou de votre blouse. Les liquides

du nez (*mucus*) ne doivent pas séjourner dans les fosses nasales. Ils doivent en sortir pour chasser les germes dangereux dont ils se sont chargés au passage de l'air et pour permettre l'écoulement des liquides de l'œil qui descendent dans le nez par les *canaux lacrymaux*.

La moindre inflammation commençante des yeux est efficacement combattue par des lotions avec de l'eau qui aura bouilli, et aussi chaude qu'on pourra la supporter, faite sur les yeux au moyen d'un linge fin très propre.

Les enfants qui ont les yeux rouges ou qui sont durs d'oreille ont, pour la plupart, pris leur mal en ne se mouchant pas assez souvent. Il peut arriver qu'une simple inflammation des membranes intérieures du nez (*coryza ou rhume de cerveau*), se propageant à l'oreille par la trompe d'Eustache, amène la surdité.

Il est imprudent enfin, et inconvenant aussi, d'avoir toujours les doigts dans les narines. On finit par entamer la muqueuse, par faire naître des «croûtes» douloureuses qui gênent la respiration et peuvent servir parfois de voies de pénétration à des maladies plus graves. Il faut prendre l'habitude de toujours respirer par le nez, non par la bouche.

5. *Oreilles.* — Quand vous vous lavez le visage, passez bien la serviette dans les replis des oreilles où se loge la crasse. De temps en temps aussi, avec le bout roulé de la serviette, nettoyez le *canal auditif*; le *cérumen*, espèce de matière grasse et jaune, finirait par le boucher

et vous deviendriez dur d'oreille, peut-être sourd. Gardez-vous d'employer pour ce travail des objets durs : têtes d'épingles, morceaux de bois, pour ne pas blesser l'oreille moyenne. Évitez de vous introduire, pour vous amuser, des corps quelconques dans l'organe de l'ouïe. Si, par hasard, les matières qui sont dans l'oreille durcissaient, il faudrait les ramollir avec de l'huile ou de la glycérine pour pouvoir les enlever.

Crier trop fort contre l'oreille d'un camarade est dangereux aussi : un son trop aigu (cri, coup de fusil) pourrait avoir des effets désastreux et occasionner même une surdité partielle ou totale.

Enfin, il faut rejeter les bonnets et autres coiffures capables de déformer le pavillon par une compression trop forte et trop persistante, ne pas se boucher les oreilles avec du coton, ce qui les rend plus sensibles à l'air froid, faire soigner sans retard toutes suppurations qui pourraient se produire.

6 *Yeux*. — Combien malheureux sont les *aveugles*, les *borgnes*, les *myopes!* Or, il dépend bien souvent de nous de conserver une bonne vue.

Les enfants ont presque tous la mauvaise habitude de trop s'approcher de leurs cahiers et de leurs livres (distance normale : 0 m. 30) ; ce qui affaiblit leur rayon visuel. Ils se frottent les yeux avec leurs doigts pleins de terre, quand ils ne s'aveuglent pas avec des poignées de poussière au risque de contracter des maladies contagieuses.

Au saut du lit, lavez-vous les yeux avec

de l'eau fraîche, ou mieux de l'eau bouillie, de l'eau salée même. Évitez d'écrire trop fin, de lire des caractères microscopiques, de travailler avec une lumière insuffisante ou trop vive, et vous conserverez longtemps votre vue.

Abstenez-vous enfin de ces jeux absurdes qui consistent à envoyer les rayons du soleil dans les yeux des camarades avec un miroir ou à regarder fixement le feu ou une lumière trop brillante.

7. *Cheveux.* — Pas de têtes embroussaillées si vous ne voulez pas devenir *chauves* avant l'heure. Les cheveux veulent être journellement peignés et brossés pour être débarrassés des pellicules qui se détachent de la peau et pour recevoir de l'air en abondance. D'ailleurs, ces mouvements fréquents empêchent la pullulation des hideux parasites qu'hébergent les têtes mal tenues.

Une fois par semaine, au moins, un bon lavage à l'eau savonneuse complètera les soins quotidiens.

Les cheveux très courts, s'ils rendent plus facile l'invasion des microbes, permettent de bien nettoyer la tête. Les cheveux longs servent de refuge aux poux, si on ne les soigne pas.

Ajoutons qu'il ne faut jamais mettre la coiffure d'un camarade ; elle pourrait communiquer certaines maladies du cuir chevelu fort désagréables.

Si l'école a des porte-manteaux, servez-vous toujours du même.

Enfin, restez tête nue le plus longtemps possible, les cheveux s'aèrent et se fortifient. Les bérets « mangent les cheveux », car ils asphyxient ! Toute coiffure devrait porter des ouvertures pour permettre une ventilation incessante et empêcher l'échauffement de l'air emprisonné.

8. *Mains.* — Ayez soin de vos mains.

Lavez-les au moins avant chaque repas pour ne pas infester les aliments de germes nocifs.

Ne coupez pas vos ongles trop courts, sans quoi les chairs deviendraient saillantes et gênantes.

Évitez encore de les ronger : la crasse noire qui s'emmagasine sous le bord libre renferme souvent des œufs de vers ou d'autres êtres malfaisants.

9. *Pieds.* — De toutes les parties du corps, les pieds sont, règle générale, les plus mal tenus.

Écrasés par des chaussures trop étroites, la circulation s'y ralentit, le froid les gagne, les ongles s'incarnent.

Les chaussures trop grandes ou qui gênent par quelque endroit donnent lieu à des frottements qui ont pour conséquence la naissance de cors et de durillons douloureux. Le manque de soins de propreté a encore pour résultat une abondante production de sueur accompagnée d'une odeur désagréable.

Ces multiples inconvénients s'évitent :

1° En adaptant la chaussure aux pieds et non les pieds à la chaussure ;

2° En prenant fréquemment des bains de pieds chauds, ou alternativement chauds et froids ;

3° En taillant les ongles carrément, et non en rond, pour ne pas laisser débor-

der la pulpe du bord interne du gros
orteil ;

4° En ne gardant pas des chaussures
mouillées : « les pieds chauds » préviennent les refroidissements ;

5° En ne marchant jamais nu-pieds,
ce qui est sale et dangereux : on peut
s'enfoncer des échardes, des clous, des
épines, des débris de verre, etc.

Les *bains froids* durent au plus 5 minutes et sont suivis d'une friction sèche
énergique. Ils préviennent les engelures
et sont un excellent moyen pour guérir
les « pieds gelés ».

CHAPITRE 2. — HYGIÈNE DES PRINCIPAUX
ORGANES

1. *Estomac.* — L'estomac est le « roi
des organes ». S'il fonctionne mal, la
santé est compromise.

Vous n'êtes point maîtres de suivre
toutes les règles que comporte une
bonne alimentation ; mais vous pouvez
manger à des heures fixes, mâcher longtemps et bien, éviter la gloutonnerie et
la gourmandise, être sobres et tempé-
rants ; vous ne devez pas boire de l'alcool, mais bien de l'eau pure ou coupée
d'un peu de cidre, de vin ou de bière en
petite quantité.

Abstenez-vous de venir à l'école avec
du pain dans les poches pour le manger
durant les récréations, et restez à table
comme tous les membres de la famille.
Un estomac surmené à tout propos et
hors de propos finit par se déranger.

Perdez l'habitude de porter à la bouche tout ce qui vous tombe sous la main. Mâcher des crayons, des gommes, mouiller les doigts pour tourner les feuillets des livres, passer la langue sur l'ardoise, sucer les plumes pour les nettoyer sont des habitudes qui peuvent faire contracter la tuberculose ou d'autres maladies contagieuses, si les objets ont été souillés par des camarades malades. Sucer des bonbons est nuisible aux dents, à l'estomac et peut occasionner parfois des empoisonnements.

L'été, lorsque vous avez trop couru, ne vous « gonflez » pas d'eau froide ou gare aux congestions mortelles.

2. *Cœur*. — Le cœur lance le sang rouge dans les artères et reçoit le sang veineux. Cette circulation incessante ne saurait être gênée sans amener de graves désordres. Ainsi les cravates trop serrées, les jarretières minces et peu élastiques, les corsets qui font la taille trop fine retardent les mouvements du sang, empêchent la réparation des tissus, font rester petits ou difformes, ou rendent malades.

Suivez la mode tant qu'elle est raisonnable ; laissez-la quand elle est nuisible. Que vos habits s'ajustent au corps et non le corps à vos habits.

3. *Poumons*. — Qui a de bons poumons a beaucoup de chance de devenir vieux. La plupart des maladies, tout au moins les plus graves, nous viennent généralement de l'appareil respiratoire.

Pour avoir de bons poumons, il faut leur donner de l'air pur qui les vivifie. En respirant très fortement, et par le

nez, le thorax s'élargit et avec lui le
tissu pulmonaire ; l'air se débarrasse des
germes nocifs dans la muqueuse nasale ;
conséquence : la transformation du sang
veineux en sang artériel se fait aisé-
ment. Ne respirez jamais par la bouche,
c'est l'origine de beaucoup de maladies
respiratoires et particulièrement de la
gorge. L'habitude de croiser les bras sur
la poitrine, de s'appuyer sur les bords
du pupitre, de baisser la tête, de se
voûter est mauvaise puisqu'elle diminue
la cavité thoracique et l'amplitude des
mouvements respiratoires. Il faut au contraire croiser les bras derrière le dos,
tenir le corps droit et effacer les épaules.

Mauvaise aussi, très mauvaise, l'habitude de cracher sur le sol. Les crachats
desséchés et pulvérisés disséminent dans
l'air des germes de la tuberculose que
nous faisons entrer en nous par l'inspi-
ration.

Quittez enfin les foulards et les cache-
nez en entrant en classe ; sinon, à la sor-
tie, votre corps chaud serait surpris par
le froid et gare les fluxions de poitrine.

4. *Os et muscles.* — Voulez-vous conserver votre colonne vertébrale bien
droite, vos yeux bien vifs, vos membres
bien souples et bien forts, efforcez-vous :

1° De vous asseoir franchement sur le
banc et non de côté ;

2° De ne pas poser vos coudes sur la
table ;

3° De tenir les jambes parallèles et non croisées ;

4° D'avoir le corps droit ;

5° De ne pas appuyer la poitrine contre le bord du pupitre ;

6° De serrer exclusivement le porte-plume entre la pulpe du pouce opposée aux pulpes de l'index et du majeur.

Ces conditions remplies, si le mobilier est conforme aux prescriptions réglementaires (pupitre incliné de 14 à 16° et proportionné en hauteur et en largeur à votre taille, siège assez haut pour que vos jambes ne soient pas relevées et que vous soyez bien assis), si l'éclairage est suffisant et droit, toutes les parties de votre corps se développeront normalement.

Encore vous faudra-t-il faire un *exercice* modéré et de la *gymnastique*. Quand le corps agit, la respiration est plus active, le cœur bat plus vite, le sang se revivifie mieux et plus rapidement, l'appétit est meilleur, le sommeil est plus profond et plus réparateur.

5. *Cerveau.* — Un cerveau malade commande mal les organes. Les coups sur la tête, l'usage habituel de l'alcool et du tabac, les tracas moraux, l'excès du travail intellectuel, les entraves à la circulation et à la respiration l'affaiblissent et peuvent amener la méningite (une forme de tuberculose), des attaques terribles et même la folie.

2ᵉ Section. — *Local, jeux, accidents.*

CHAPITRE 1ᵉʳ. — HYGIÈNE DÛ LOCAL SCOLAIRE (1)

1. *Propreté.* — S'il ne dépend pas de vous d'avoir de belles écoles, bien placées, bien aménagées, bien meublées, bien entretenues, vous avez pour devoir de les salir le moins possible avec la boue de vos chaussures et surtout avec vos expectorations.

Dans votre intérêt, arrosez avant de balayer et frottez avec un chiffon humide pour ne pas soulever des poussières nocives. Vous éviterez ainsi les maladies ordinaires de l'enfance qui nécessitent parfois une désinfection partielle ou totale et quelquefois le licenciement de l'école.

2. *Aération.* — Avant d'aller en récréation, ouvrez largement les fenêtres, même au cœur de l'hiver. Le courant d'air renouvellera l'atmosphère viciée par vos respirations et vos exhalaisons tout en paralysant les microbes dangereux.

3. *Défense sanitaire.* — Malgré une hygiène corporelle rigoureuse et une propreté méticuleuse dès locaux, il faut encore défendre l'école contre la contagion extérieure. Les écoliers sont sujets à d'assez nombreuses maladies conta-

(1) Nous engageons les maitres à relire attentivement l'arrêté du 18 août 1893 relatif aux prescriptions hygiéniques à prendre dans les écoles primaires publiques.

gieuses, comme le *croup*, la *rougeole*, la *variole*, la *scarlatine*, la *coqueluche*, sans compter la terrible *tuberculose* dont il sera parlé plus tard, épidémies qui se propagent par contact ou par simple voisinage

Il importe donc de bien connaître ces maladies afin que ceux d'entre vous qu'elles pourraient atteindre se rappellent, ainsi que leurs parents, que c'est un devoir de solidarité de rester à la maison jusqu'à complète guérison certifiée par un médecin.

La *rougeole*, la *variole* et la *scarlatine* sont des fièvres éruptives parce qu'elles se manifestent par des « sorties » sur la peau.

La *rougeole* est peu grave par elle-même si on évite les refroidissements.

La *variole* défigure ceux qu'elle ne tue pas; heureusement qu'on la prévient par la vaccination des nouveau-nés et la revaccination tous les dix ans environ (1).

La *scarlatine* peut amener le *croup*; elle est surtout dangereuse pendant la convalescence à cause des larges lambeaux de peau qui se détachent et qui sèment partout le germe de la maladie.

La *coqueluche* est caractérisée par une toux quinteuse rappelant le chant

_____

(1) L'article 6 de la loi du 15 février 1902 dit :

« La vaccination antivariolique est obligatoire, au cours de la première année de la vie, ainsi que la revaccination au cours de la onzième et de la vingt et unième année.

» Les parents ou tuteurs sont tenus personnellement de l'exécution de ladite mesure. »

du coq et par des vomissements pénibles. Elle est éminemment contagieuse et
peut durer des mois. Le meilleur remède
est le « changement d'air ».

L'influenza ou *grippe* attaque tous
les âges, mais est particulièrement dangereuse, par ses suites, chez l'enfant.
On recommande le repos et la chaleur.

Le hideux *croup* ou *diphtérie* est
occasionné par la formation de membranes blanches dans la gorge. Les microbes
qui produisent ces membranes sécrètent
un redoutable poison. Le malade est à la
fois asphyxié et empoisonné. Heureusement que le docteur Roux, élève de
Pasteur, a trouvé le moyen d'enrayer la
maladie par l'inoculation d'un sérum
spécial, à condition de s'y prendre assez
tôt.

La *pelade* et la *teigne* attaquent le
cuir chevelu. Elles se contractent en
mettant la coiffure d'un camarade malade, en caressant les chats et les chiens.
Il n'est pas rare aussi de les prendre
chez le coiffeur dont les outils ne sont
pas désinfectés ; le meilleur moyen et le
plus simple de rendre les instruments
inoffensifs consiste à les plonger dans
l'eau bouillante ou à les flamber à l'alcool
avant de s'en servir.

Qu'il s'agisse de l'une ou de l'autre de
ces maladies épidémiques, une règle
domine toutes les autres ; il faut avant
tout s'opposer à l'extension du mal qu'on

n'a pu prévenir. On isole immédiatement le malade et on suit rigoureusement les prescriptions du médecin (1).

CHAPITRE 2. — JEUX ET PETITS ACCIDENTS

1. *Jeux.* — Soyez doux à l'égard de vos jeunes camarades. Les poussées violentes ou brusques, les coups de

---

(1) Extrait de l'arrêté du 1ᵉʳ juillet 1907 portant modification de l'art. 14 du règlement modèle, relatif aux prescriptions hygiéniques à prendre dans les écoles primaires pour prévenir et combattre les épidémies :

....

« *Art. 14.* — Sur l'avis du médecin inspecteur, les mesures suivantes doivent être prises, conformément aux indications contenues dans le rapport adopté par le Comité consultatif d'hygiène annexé, lorsque les maladies ci-dessous désignées sévissent dans une école :

Variole. — Eviction des enfants malades (durée : 40 jours). — Destruction de leurs livres et cahiers. — Désinfection générale. — Revaccination de tous les maîtres et élèves.

Scarlatine. — Eviction des enfants malades (durée : 40 jours). — Destruction de leurs livres et cahiers. — Désinfection générale. — Licenciement si plusieurs cas se produisent en quelques jours malgré toutes les précautions.

Rougeole. — Eviction des enfants malades (durée : 16 jours). — Destruction de leurs livres et cahiers. — Au besoin licenciement des enfants au-dessous de six ans.

Varicelle. — Evictions successives des enfants.

Oreillons. — Evictions successives de chacun des malades (durée : 10 jours).

Diphtérie. — Eviction des malades (durée : 40 jours). — Destruction des livres, des cahiers et des objets qui ont pu être contaminés. — Désinfections successives.

Coqueluche. — Evictions successives (durée : 3 semaines).

Teignes. — Evictions successives. — Retour après traitement et avec pansement méthodique. »

pierre, de poing ou de pied ont parfois des suites funestes. De même, évitez les jeux dangereux : sarbacane, saute-mouton, etc. (1)

Ne courez pas jusqu'à transpirer, mais ne restez pas immobile, surtout l'hiver.

Évitez les stations au grand soleil quand il fait très chaud en été.

Jouez entre enfants de même force.

Ayez soin de vos effets et ne jouez jamais avec la terre et la poussière, qui renferment abondamment des germes de nombreuses et graves maladies.

2. *Petits accidents.* — Malgré toutes les précautions il vous arrivera de tomber et de vous faire des *bosses* et des plaies.

Une petite compresse d'arnica ou d'alcool camphré étendu d'eau bouillie, ou simplement de l'eau boriquée mise sur la bosse, arrête la marche de l'épanchement sanguin.

Pour une plaie, il faut préalablement bien nettoyer la blessure à l'eau boriquée, ou simplement bouillie, et la débarrasser complètement des corps étrangers (terre, bois, verre, etc.), pour prévenir l'infection, puis on la désinfecte avec un antiseptique : lysol, eau phéniquée, etc., que vous trouverez à la pharmacie de l'école.

Il vous arrivera de vous couper ou de vous brûler. Les *coupures* superficielles sont peu graves quand elles ont été faites avec un instrument propre. Toutefois,

(1) Consulter, s'il y a lieu, le règlement intérieur de l'école.

pour éviter l'infection ou la suppuration, on les aseptise en les lavant avec un liquide antiseptique et on rapproche les bords de la plaie avec un morceau de taffetas d'Angleterre et non avec des toiles d'araignées ou du papier gommé.

Les *brûlures* légères cessent d'être douloureuses quand on les a mises à l'abri de l'action de l'air avec de l'huile, de la fécule de pomme de terre, de la vaseline, etc.

Si, à la suite d'un effort violent, d'une chute, il vous arrive de vous *tordre*, *luxer* ou *fracturer* un membre : bras ou jambe, le médecin est seul capable de vous soigner.

Pour les *saignements* de nez ordinaires, mettez une clef froide dans le dos et levez le bras du côté de la narine qui coule ; l'hémorragie s'arrêtera bientôt.

Abstenez-vous enfin de vous amuser avec les chats et les chiens que vous ne connaissez pas ; ils pourraient vous donner la *gale*. Cette vilaine maladie est produite par un petit parasite qui circule sous la peau en provoquant des démangeaisons insupportables. On en a raison par des bains sulfureux ou des pommades soufrées.

DEUXIÈME PARTIE

Notions générales d'hygiène pratique.

1ʳᵉ Section. — Hygiène des grandes fonctions de la vie.

CHAPITRE 1ᵉʳ. — LA DIGESTION

1. *La digestion* est la fonction primordiale de notre organisme. De son bon ou mauvais fonctionnement résulte une bonne ou une mauvaise *santé*, car tous les organes reçoivent leur vie du sang enrichi par les aliments ingérés.

2. *Régime alimentaire.* — Pour être suffisante, une alimentation doit : 1° réparer les pertes dues à l'évaporation et aux excrétions ; 2° assurer l'accroissement des organes ; 3° entretenir la chaleur animale.

Le besoin d'aliments est indiqué par la *faim* et la *soif*. Les maladies, le repos, l'abus de l'alcool, du tabac et des assaisonnements diminuent l'appétence ; tandis que le grand air, l'exercice, l'accroissent. Les grandes chaleurs, le tabac, la fièvre, les pertes sanguines font boire davantage, tandis que les liqueurs amères calment la soif.

« On ne vit pas de ce que l'on mange, mais de ce que l'on digère. » La santé ne dépend pas de la quantité de nourriture prise, mais de la façon dont cette nourriture est utilisée.

Il faut bien la mâcher pour diminuer le travail de l'estomac. La mastication est une opération importante, presque capitale. Une bouchée moyenne de pain ou de viande doit être mâchée environ 30 fois.

Le *bol alimentaire* est transformé en chyme en 2 heures environ. Celui-ci met 2 autres heures à devenir chyle et à entrer dans la circulation. C'est pourquoi les repas doivent être espacés d'au moins 4 heures. Il est imprudent de surcharger son estomac ou de lui donner une nouvelle besogne à accomplir avant d'avoir achevé la première.

La partie non utilisée des aliments est rejetée par les excréments et les urines.

Leur séjour prolongé dans le corps est très nuisible. Il faut prendre l'habitude d'aller à la selle une fois par jour pour éviter la constipation dont les suites sont toujours funestes; résister au besoin d'uriner peut favoriser l'éclosion des maladies de la vessie et la gravelle; retarder d'aller à la selle provoque la constipation.

3. *Quantité des aliments.*—La *ration alimentaire* est proportionnelle aux pertes et aux besoins du corps. Elle comprend la *ration d'entretien*, qui répare les déchets, et la *ration de production*, qui fournit la force que nous dépensons.

Elle varie avec l'âge, le sexe, le travail des individus, avec la saison et le climat. Un adolescent doit manger plus que le vieillard pour se faire des muscles et des os. Le laboureur consomme plus que l'écrivain, qui fait des pertes moindres. Une femme mange moins qu'un homme, car son corps est moins fort et elle dépense en général moins de force. L'hiver, on absorbe plus d'aliments gras qu'en été pour maintenir la chaleur vitale à 37°.. L'Esquimau savoure l'huile de phoque qui l'échauffe, alors que l'Hindou passe sa journée avec une poignée de riz. Il est essentiel, en outre, de savoir adapter son alimentation au pays où l'on vit.

Un excès de nourriture occasionne de l'embonpoint, des dilatations d'estomac et provoque la goutte et nombre d'autres maladies désignées par le terme général d'*arthritisme*.

Une alimentation insuffisante par la quantité des éléments ou par leur pauvreté en principes nutritifs produit un affaiblissement général, favorise le développement des maladies microbiennes et en particulier de la tuberculose.

4. *Qualité des aliments.* – Une alimentation exclusivement animale est mauvaise ; de même une nourriture où n'entreraient que des légumes verts serait trop rafraîchissante et pas assez réparatrice.

Il faut donner la préférence à une nourriture mixte, variée, pour exciter l'appétit, bien choisie et bien préparée.

La *viande* est parfois tuberculeuse, ladre, trichinée, etc. Une cuisson prolongée atténue ses effets.

Le *lait* peut aussi communiquer la tuberculose, la fièvre aphteuse, etc. Il est indispensable de le stériliser ou de le faire bouillir.

Les *fruits* et les *pâtisseries* achetés aux marchands des quatre-saisons se couvrent de poussière pleine de germes dangereux. Il faut bien laver les fruits à l'eau bouillie avant de les consommer, et laisser les pâtisseries.

Autant qu'on le peut, il faut s'assurer de la bonne qualité et de la pureté des denrées alimentaires, les falsifications amenant souvent des désordres graves.

Il convient encore d'éviter l'abus des *épices* qui fatiguent l'estomac et le rendent paresseux.

5. *Boissons*. — Les boissons sont aussi indispensables que les aliments. Elles facilitent la digestion et réparent les pertes dues à la sueur, à l'évaporation, aux urines. Une seule boisson est absolument nécessaire, *l'eau potable* exempte de microbes pathogènes. Une eau est en général potable quand elle fait bien cuire les légumes secs et dissout le savon sans former des grumeaux.

Les eaux chargées de matières étrangères doivent être filtrées. Tous les filtres ordinaires au charbon, ou autres, s'ils sont bons pour débarrasser les eaux de certaines impuretés, sont absolument insuffisants pour arrêter les microbes dangereux. Il faut donc filtrer l'eau et la faire bouillir ensuite si elle est suspecte. Les filtres de porcelaine, soigneusement nettoyés et stérilisés, sont seuls efficaces, mais peu pratiques. Il faut les régénérer tous les 8 jours à une température de 300° centigrades.

En temps d'épidémie, l'eau bouillie sera seule permise. On la consomme

dans les 24 heures, après l'avoir agitée ;
privée d'air elle serait lourde et indi-
geste.

L'usage modéré des *boissons fermentées* : vin, cidre, bière, est sans danger,
si ces boissons sont naturelles ; mais
leur abus entraîne l'alcoolisme avec
toutes ses conséquences.

Quant à l'usage des *boissons alcooliques*, et en particulier des prétendus
apéritifs, il doit être prohibé. On sait
pertinemment que l'alcool industriel use
le corps, l'abêtit et ouvre la voie à toutes
les maladies. On l'a assez dit : « L'alcool
est l'engrais de la phtisie ». D'ailleurs,
les essences qui entrent dans la compo-
sition des apéritifs, de l'absinthe notam-
ment, sont des poisons d'une extrême
violence.

Les meilleurs apéritifs sont : le travail,
une vie réglée et le grand air.

Ajoutons enfin que, de l'avis de tous les
médecins, l'alcool retarde ou empêche la
guérison des maladies, quand il ne les a
pas occasionnées de toute pièce.

6. *Principales maladies de la digestion.*

a) *Empoisonnements.* — On peut
s'empoisonner par l'ingestion d'aliments
falsifiés (petits pois ou cornichons colo-
rés en vert par des sels de cuivre),
avariés (huîtres, moules, crabes, etc.),
préparés dans des vases de cuivre cou-
verts de vert-de-gris ou étamés avec une
préparation contenant du plomb, ou par
l'absorption à trop forte dose de certains
médicaments ou de substances vénéneu-

ses (champignons non comestibles, fruits de la digitale, de la belladone, etc.

Le patient a un malaise subit, des nausées, des vomissements, des coliques violentes. En attendant l'arrivée du médecin, on le fait vomir en lui donnant de l'eau tiède, en lui chatouillant le fond de la gorge avec les barbes d'une plume ou avec le doigt. Si le poison n'est pas encore passé dans l'organisme, le malade est sauvé.

Un contre-poison ne doit être administré que sur prescription médicale. On peut toutefois purger le souffrant avec 2 cuillerées de sel de cuisine dans un demi-litre d'eau qu'on lui fait absorber par la bouche ou en lavements. On lui fait aussi avaler des blancs d'œufs battus ou beaucoup de lait pour neutraliser les effets toxiques du poison. On recommande beaucoup la poudre de charbon de bois avec de l'eau ; une cuillerée à bouche toutes les 10 minutes.

b) Indigestions. — Des excès dans le boire et le manger, des boissons glacées, une émotion très vive, peuvent troubler la digestion et engendrer des indigestions qui font éprouver un malaise général, un sentiment de suffocation, des maux de tête, le hoquet, des nausées.

On seconde le travail de l'estomac par des lavements émollients, par des infusions chaudes de tilleul, de camomille, ou bien on fait vomir le malade avec de l'eau tiède ou des chatouillements de la luette et on le met à la diète.

c) Coliques. — L'été, les travailleurs des champs sont sujets aux coliques et et aux diarrhées, car ils abusent de l'eau froide. On leur donne de l'eau de riz et on leur met des cataplasmes de farine de lin sur le ventre. On évite ces accidents, de même que les refroidissements, par une boisson tonique : eau coupée de café, de thé, etc.

CHAPITRE 2. — LA CIRCULATION

1. *Conseils généraux*. — a) Une nourriture insuffisante, le manque d'air, de lumière solaire ou d'exercice diminuent le nombre des *globules rouges* : d'où un état maladif dénommé *anémie* qui se dénote le plus souvent par une pâleur excessive. Le nombre des globules blancs baisse aussi et le corps devient moins résistant contre les attaques des microbes pathogènes.

b) La circulation, tant artérielle que veineuse, doit s'accomplir sans entrave. Les vêtements trop serrés sont dangereux, car ils empêchent le sang veineux de retourner au cœur pour s'y revivifier.

La nuit, le corps se dilate un peu ; il est prudent de défaire le col et les poignets de la chemise.

c) Une trop longue station debout ou des jarretières trop serrées font accumuler le sang noir dans les veines et provoquent la formation de *varices* par la dilatation de ces vaisseaux. La rupture des varices peut amener la mort.

d) Les exercices du corps sont indispensables pour la bonne circulation du sang.

2. *Principaux accidents de la circulation.*

1. *Evanouissements.* — Lorsque la circulation se ralentit au point de s'arrêter, il y a *évanouissement* ou *syncope*. La personne évanouie devient pâle et perd tout sentiment. On l'étend par terre, la tête un peu basse, on desserre ses vêtements, on asperge sa figure avec de l'eau froide et on lui fait respirer du vinaigre fort.

2. *Congestions.* — Un excès de sang qui circule mal dans le cerveau provoque une *congestion cérébrale*, maladie fréquente chez les alcooliques à la suite d'une digestion laborieuse, d'une émotion vive, de la colère. Le malade tombe et sa figure se colore fortement. Il faut immédiatement le porter à l'air libre et rétablir la circulation arrêtée, en appliquant des corps froids *(eau)* sur la tête. On desserre aussi les habits et on frictionne les jambes avec une étoffe rude imbibée de vinaigre en attendant l'arrivée du médecin. On met des sinaspimes ou de la moutarde aux pieds.

3. *Hémorragies.* — *a)* L'hémorragie est une perte de sang, toujours mauvaise, puisque le sang c'est la vie.

Quand le sang sort par saccades et rutilant, une *artère* est coupée. Il importe de l'arrêter vite en ligaturant fortement le membre du côté du cœur, en serrant la plaie avec un mouchoir, et on appelle le docteur.

Dans une coupure ordinaire, le sang

sort doucement et noirâtre. L'accident est peu grave, car la *veine* rompue, en vertu de sa non élasticité, tend à se refermer. On peut la boucher avec un tampon d'amadou, de charpie saupoudrée d'alun ; mais il faut se garder d'utiliser les toiles d'araignées, les marges des timbres-poste, le tabac en poudre. Souvent ces matières ont occasionné la mort par infection, car elles étaient chargées de germes contagieux. C'est pourquoi le lavage des plaies de toute nature avec un antiseptique ou à l'eau bouillie salée est recommandé.

b) Les *saignements de nez* ou *épistaxis* sont généralement peu dangereux. Au cas où l'épanchement ne veut pas s'arrêter, on bouche la narine avec un tampon d'ouate, un bouchon. Un très bon moyen consiste à faire couler sur la partie extérieure du nez de l'eau très chaude.

4. *Piqûres et morsures*. — Les *piqûres ordinaires* (guêpe, abeille, frelon) sont plus douloureuses que graves.

L'aiguillon enlevé, on lave la plaie avec de l'eau vinaigrée, de l'eau salée, de l'eau acidulée avec de l'alcali, ou on la frotte avec du persil. S'il y a enflure, on applique un cataplasme de lait, pain et cerfeuil

Les *piqûres charbonneuses*, qui prennent bientôt un aspect alarmant, les *morsures venimeuses* exigent un remède immédiat pour prévenir l'empoisonnement du sang. On élargit la plaie, on la suce si la bouche n'a point d'écorchures et on la cautérise au fer rouge ou à l'alcali pendant qu'on court chercher le médecin.

5. *Coups.* — Les *coups* violents, les *chutes* produisent des bleus, des *ecchy-moses* (épanchements sanguins sous la peau dus à l'écrasement des capillaires) que l'on réduit par des compresses d'eau salée ou d'eau froide additionnée d'arnica.

CHAPITRE 3. — LA RESPIRATION

1. La *respiration* ayant pour but : 1° d'approvisionner les poumons d'oxygène pour la transformation du sang veineux en sang artériel ; 2° d'enlever les déchets de cette combustion lente : acide carbonique, vapeur d'eau, il importe de lui fournir toujours un air pur et de conserver à ses divers organes : fosses nasales, pharynx, larynx, trachée-artère, bronches, poumons, l'énergie nécessaire à leur rôle d'épuration.

2. *L'air respirable.* — L'air *pur*, seul respirable, renferme environ 1/5 d'oxygène et 4/5 d'azote. Celui de la campagne est excellent parce que les végétaux le purifient sans cesse ; tandis qu'à la ville les combustions, les respirations, les odeurs de toutes sortes le vicient continuellement.

C'est surtout l'atmosphère des appartements qu'il convient de surveiller. En premier lieu, il faut éviter toute cause de viciation étrangère à la respiration : odeurs des fleurs, des fruits, des eaux ménagères, des fumiers, etc., fumée de tabac, exhalaison d'oxyde de carbone et d'acide carbonique des appareils de chauffage et d'éclairage.

Mais la *respiration humaine* rejette journellement assez d'acide carbonique pour vicier un minimum de 10 m³ d'air, plus des produits volatifs encore mal définis qui sont des poisons violents.

« L'haleine de l'homme est mortelle à l'homme » Il faut donc assurer une ventilation continuelle par des vitres perforées ou superposées laissant passer entre elles un mince filet d'air (vitres Castaing), des vasistas s'ouvrant de haut en bas pour que le courant d'air se brise au plafond, et une aération fréquente en ouvrant, le plus souvent possible et très largement, les fenêtres.

Les *lumières artificielles* consomment aussi beaucoup d'oxygène et contribuent à vicier l'air rapidement.

Enfin, le *balayage à sec* soulève des matières qui contribuent à rendre l'air irrespirable et dangereux : irrespirable par les poussières minérales et organiques, dangereux par les microbes des maladies contagieuses qu'il peut renfermer.

Ventilez ! Aérez ! en particulier les chambres à coucher, où l'on séjourne longtemps. Le froid est moins à craindre que « l'air confiné ». D'ailleurs, on évite les courants d'air et on se couvre suffisamment : on ne s'enrhume pas par les poumons, mais par la peau quand elle est exposée à une brusque variation de température.

3. *Conseils.* — Peu de gens savent respirer. On doit respirer par le *nez* et

non par la bouche, et toujours profondément. La muqueuse nasale joue le rôle de filtre ; elle arrête les microbes et les tue, tout en réchauffant l'air. En respirant par la bouche, on ouvre une voie facile à l'air froid et aux germes malfaisants ; on s'expose ainsi à de perpétuels maux de gorge et à la tuberculose.

Des inspirations profondes font entrer de forts volumes d'air et appellent des expirations complètes qui débarrassent les vésicules pulmonaires des déchets de la respiration. Cet exercice a d'ailleurs pour autre résultat de fortifier tout l'appareil respiratoire.

4. *Principaux accidents de l'appareil respiratoire.* — a) Les refroidissements occasionnent le *coryza* ou *rhume de cerveau*, les *maux de gorge*, les *rhumes de poitrine*, les *bronchites*, les *fluxions de poitrine*, les *pleurésies*.

La plupart de ces maladies ne peuvent être efficacement soignées que par le médecin. On peut généralement les éviter en ne gardant pas des habits mouillés et les pieds froids, en ne s'exposant pas aux courants d'air, en s'habituant insensiblement aux intempéries par des lavages journaliers de la gorge et de la poitrine et même de tout le corps à l'eau fraîche.

La *toux* se soigne par des tisanes adoucissantes très chaudes (infusions de coquelicot, de mauve, etc.). Mais on doit s'exercer à ne pas tousser, ou du moins à tousser très peu et pas fort, pour ne pas déchirer le fragile tissu pulmonaire.

En tout cas, un *rhume* ne doit pas se négliger; il pourrait dégénérer en *bronchite chronique* ou être le commencement de la *tuberculose* des poumons.

5. *Soins à donner aux asphyxiés.* — L'*asphyxie* est la suppression ou le ralentissement de la fonction respiratoire. Elle est due à des causes nombreuses et souvent multiples, dont les plus communes sont : la raréfaction de l'air, l'empoisonnement de l'air par des gaz délétères, la noyade, la pendaison, la strangulation, la suffocation, la compression du thorax, la tuberculose, le croup, etc.

Le traitement consiste à faire d'abord cesser la cause. On pratique ensuite la *respiration artificielle.*

Débarrassé des vêtements qui pourraient gêner les mouvements de la poitrine, le malade est mis au grand air. Douze à quinze fois par minute, on lui souffle dans la bouche en lui pinçant les narines pour empêcher le reflux de l'air. On peut aussi exercer des pressions brusques, suivies de relâchements, sur les parois thoraciques, ou imprimer aux bras un mouvement alternatif et rythmé de relèvement vers la tête et d'abaissement vers les flancs, le malade étant couché sur le dos.

Les tractions rythmées de la langue sont aussi très efficaces. Elles consis-

teut à tirer fortement l'organe à inter-
valles réguliers (1).

Entre-temps, on stimule le système
nerveux par des frictions énergiques,
des titillations sur la luette, des chatouillements dans les narines, des liquides à
odeur forte : vinaigre, ammoniaque, etc.
placés sous le nez. Les noyés sont désha-
billés et réchauffés avec des sachets de
sable chaud, des fers à repasser, etc.,
quand on leur a fait rendre l'eau par les
procédés ordinaires et non par la pendaison par les pieds.

Ces soins doivent être continués des
heures durant, jusqu'à apparition des
signes certains de la mort : rigidité cada-
vérique entr'autres.

Rien n'est plus absurde que le préjugé
qui consiste à aller d'abord prévenir les
gendarmes ; il faut avant toute chose
soigner le noyé ou le pendu.

CHAPITRE 4. — LES ORGANES PASSIFS DU MOUVEMENT

A. — Les Os.

1. *Conseils généraux.* — 1° Les jeunes enfants ont les os mous, cartilagi-

---

(1) Ce moyen est bon, efficace même, quand on
se trouve en présence d'un asphyxié en état de
mort apparente. Il serait très important de l'en-
seigner à tous les élèves et de le leur montrer sur
l'un d'eux jusqu'à ce que la manœuvre leur soit
familière. Si la langue est rétractée au fond de la
bouche, on la saisit avec un linge, au besoin
avec une pince. Il peut être indispensable aussi
de desserrer les dents avec le manche d'une
cuiller ; on les maintient écartées à l'aide d'un
bouchon.

neux. Il ne faut jamais les soulever par la tête : on risque de leur rompre la colonne vertébrale.

2º Si on les fait marcher trop jeunes, leurs jambes fléchissent et se recourbent en cerceau, surtout si leur alimentation est mauvaise. En ce cas, ils sont atteints de rachitisme : leur squelette, par suite d'aliments trop pauvres en chaux ou trop substantiels, s'ossifie lentement et les malheureux restent petits ou difformes. Le rachitisme des enfants est souvent le fruit de l'alcoolisme des parents.

3º Les élèves qui se tiennent mal à table ou en classe finissent par se voûter, leurs épaules ne sont plus horizontales ; ils sont atteints de *scoliose*, souvent accompagnée de *myopie*. N'oubliez pas que l'ossification n'est complète que vers 25 ans. Quand les enfants sont au repos ou qu'ils écoutent une leçon en classe, ils doivent avoir les bras pendants ou les mains derrière le dos. Ils ne doivent pas croiser les bras sur la poitrine. C'est favoriser le développement de cette infirmité qu'on appelle le « dos rond ». L'attitude qu'on prend pour écrire y prédispose ; il faut corriger cette tendance en faisant tenir l'enfant bien droit sur son siège, les épaules effacées, la poitrine en avant.

4º Quant aux vieillards, leurs os sont très cassants, car ils ne renferment guère que de la matière minérale : aussi les accidents du squelette, qui chez les enfants guérissent vite, sont-ils chez eux très dangereux.

2. *Principaux accidents des os.* —

1° *Foulure.* A la suite d'un effort violent, d'une chute, les ligaments articulaires qui attachent deux os sont tiraillés, tordus : on dit qu'il y a *entorse* ou *foulure.* En attendant le médecin qui réduira l'entorse par le massage, on applique des compresses d'eau ordinaire ou d'eau blanche ; mais il ne faut pas s'adresser aux rebouteurs ; si quelques-uns sont habiles, la plupart ne font qu'estropier les patients.

2° *Luxation.* Si les os se déboîtent, il y a *luxation.* Le mal est plus grave et nécessite l'intervention immédiate du médecin. En attendant, on entoure le membre de compresses d'eau froide.

3° *Fracture.* S'il y a *fracture,* c'est-à-dire cassure, il faut veiller à ce que les muscles n'éprouvent aucune secousse qui déchirerait peut-être le *périoste* ou enveloppe génératrice de l'os. On se borne à porter le malade avec précaution sur un lit à l'aide d'un matelas posé sur une planche, sur une échelle que l'on fait glisser dessous. Le médecin remettra les os en état avec des bandelettes de toile ou des gouttières de plâtre, de façon que la suture se fasse régulièrement et que l'os, après la consolidation, conserve sa forme et sa direction normales.

B. — Les Muscles.

1. *Notions générales.* — Les muscles, ou chair rouge, couvrent les os et les font mouvoir sous l'influence des nerfs. Il faut donc les avoir volumineux et forts. Ils le seront si on s'alimente bien, si on

habite une demeure saine, aérée, enso-
leillée et bien entretenue, si on fait un
exercice suffisant, si on évite les excès.

Plus ils travaillent, plus ils grossissent;
témoins les biceps des boulangers, les
mollets des facteurs. L'inaction les amol-
lit et les atrophie. C'est pour ce motif
que les gens de bureau, condamnés à
une vie sédentaire, ont les bras et les
jambes si faibles.

2. *Affections ordinaires des muscles.*—Leurs maladies les plus communes
sont les *crampes* et les *rhumatismes.*
Les premières, bénignes et passagères,
atteignent de préférence les jambes et
cessent si on pose le pied sur un corps
froid ou si on étire le membre dans le
sens contraire de la crampe. Les seconds
sont parfois infectieux et toujours douloureux. Le plus souvent, ils sont dus
aux refroidissements, à l'humidité. Ils
exigent des vêtements chauds (flanelle),
une demeure saine et l'assistance du
docteur.

C. — *Exercice, Gymnastique, Repos.*

1. *Exercice.* — Les *exercices musculaires* sont indispensables au bon état
de la santé. Ils activent la circulation,
épurent le corps par une transpiration
plus abondante, maintiennent le bon
fonctionnement et l'équilibre des organes, excitent l'appétit.

L'exercice est nécessaire à tous les
âges, mais il doit être réglé suivant l'âge,
le sexe, l'habitude, le tempérament, la
profession des individus. Exagéré, il

produit une fatigue passagère dite *cour-
bature*, dont la répétition amène l'amai-
grissement et le surmenage.

La marche, la course, le saut, la danse,
le travail manuel, l'escrime, la boxe, la
natation, l'équitation, la vélocipédie, les
jeux manuels développent le corps normalement et font devenir fort et beau.

2. *Gymnastique.* — La *gymnastique* complète les exercices libres. Ses
mouvements réglés donnent à la fois
force et souplesse. Il faut seulement
éviter les exercices violents et surtout
les « tours de force » aux agrès.

La gymnastique scolaire ne suffit pas ;
tous les jeunes gens, et même les hom-
mes faits, devraient faire partie d'une
société de gymnastique.

3. *Repos.* — Tout travail causant une
usure, exige, avec une alimentation
supérieure en qualité et en quantité, un
repos d'autant plus long que le corps ou
le cerveau a été plus surmené. On
estime que huit heures de sommeil sont
un minimum nécessaire ; les enfants, les
femmes, les débiles dorment plus longtemps.

Le *sommeil de nuit* est le seul vrai-
ment réparateur ; aussi les veillées
prolongées provoquent-elles l'amaigris-
sement, la résistance moindre aux
influences morbides et même la mort
prématurée. Par contre, le sommeil prolongé fait engraisser et rend le corps et
l'esprit lourds, enlève l'appétit et expose
aux attaques cérébrales et aux apo-
plexies.

CHAPITRE 5. — LE SYSTÈME NERVEUX

Le système nerveux commande les grandes fonctions vitales, c'est le grand régulateur de la santé. Il est très sensible et son mauvais fonctionnement est suivi des plus grands désordres. Il reste en bon état chez celui qui respire bien, se nourrit suffisamment, se repose environ huit heures, n'abuse ni de ses forces ni de ses organes.

Le surmenage physique ou intellectuel, l'alcoolisme, l'absinthisme, le tabagisme irritent les nerfs et compromettent la santé en mettant le trouble dans la digestion, la circulation, la respiration, etc.

Mais un travail modéré, une vie paisible, l'absence de passions font l'homme complet et bien équilibré. Les organes se fortifient et les facultés (intelligence, sensibilité, volonté) s'aiguisent.

Enfin, le moral influe beaucoup sur le physique. Une conscience tranquille, la satisfaction du devoir accompli assurent un heureux fonctionnement du système nerveux et par conséquent des organes qu'il commande.

CHAPITRE 6. — LES SENS

A - *Le toucher (La peau et son entretien.*

1. La *peau* remplit un quintuple rôle : 1° elle protège le corps ; 2° elle respire ; 3° elle rejette une partie des déchets de

l'organisme ; 4° elle transpire ; 5° elle est le siège du toucher.

Il faut la soigner et éviter de l'entamer. La moindre écorchure peut livrer passage à des organismes malfaisants qui peuvent occasionner la tuberculose ou le tétanos (rigidité des muscles).

La respiration cutanée est si active que des animaux totalement enduits de goudron ou de vernis sont morts asphyxiés et succombent en peu de temps.

Les personnes sales sont plus particulièrement exposées aux maladies de l'appareil respiratoire : leur peau absorbe mal l'oxygène et ne peut rejeter l'acide carbonique.

La peau est percée d'une infinité de petits trous ou *pores* (200 par centimètre carré) par où s'échappent la vapeur d'eau, la sueur et une matière grasse. Un adulte rejette en moyenne, par jour, 1 litre d'eau par la transpiration cutanée. Cette eau provient des glandes spéciales (dites *sudoripares*) et forme, avec les matières grasses préparées par les glandes *sébacées*, les poussières et les débris des vêtements, une crasse plus ou moins épaisse qui finirait par boucher les pores si l'on n'y mettait ordre par des soins corporels de propreté.

La sueur est un véritable toxique, puisque, inoculée à de petits animaux, elle les tue. Si la sueur ne débarrasse pas le sang de ses résidus aqueux, la transformation du sang veineux en sang artériel est compromise, les organes s'infiltrent d'humeurs et la température s'élève : d'où *fièvre*.

Enfin, dans l'épaisseur du derme, sont disséminées les *papilles nerveuses*. L'habitude de fumer, une grande malpropreté émoussent leur sensibilité.

2. *La propreté.* — *a) Ablutions journalières.* — Il importe donc de tenir la peau très propre pour lui conserver toutes ses propriétés. La propreté n'est pas seulement une « demi-vertu », c'est aussi la « mère de la santé ». On se tient propre par des *ablutions journalières* avec de l'eau ordinaire (10 à 20°) ; elles excitent les fonctions de la peau, activent la circulation et la respiration, reposent le cerveau et les poumons en appelant le sang à fleur de peau, endurcissent le corps et le rendent peu sensible aux variations de la température. Elles consistent à se laver tout entier, avec une éponge ou une serviette un peu rude, dans une grande cuvette ou un bassin en zinc.

b) Bains. — Le lavage quotidien se complète par des *bains de corps*, tièdes l'hiver (30 à 35°), froids l'été (15°). On ne se met à l'eau que quatre heures au moins après le repas, sous peine de congestion, et on se frotte énergiquement après le bain pour activer la circulation et combattre le refroidissement. Les *bains froids*, de rivière ou de mer, nettoient la peau, préviennent de nombreuses maladies microbiennes, reposent les membres, procurent un sommeil paisible. Ils ne doivent pas durer plus de 20 minutes, et encore faut-il se donner beaucoup de mouvement.

Les *bains tièdes* peuvent durer demi-heure. Ils ramollissent les tissus musculaires fatigués et calment les nerfs, surtout si on a soin d'y ajouter un peu de son dans un sac. Quelques poignées de sel de cuisine les rendent toniques : on agit ainsi fréquemment pour les *bains de pieds* qui sont efficaces contre les migraines et les congestions cérébrales. A la place de sel, on utilise souvent de la farine de moutarde pour attirer le sang aux pieds.

3. *Soins des ongles et des cheveux.* — Les soins de propreté comprennent aussi la tenue des *ongles* et des *cheveux*.

a) Pas d'*ongles* en deuil : réceptacles à microbes ! Coupons-les carrément et non en rond pour éviter l'*onglade* et ne les rongeons jamais.

b) Les *cheveux* sont de véritables plantes. Le peignage et le brossage les aèrent et les nettoient.

4. *Quelques accidents de la peau.*

a) Brûlures. — Les *brûlures* ont une tendance à propager la désorganisation des tissus au-delà des parties attaquées. L'eau froide, les corps gras, en arrêtant l'air, empêchent l'extension du mal.

Les *brûlures très légères* sont immédiatement soulagées en les exposant à la chaleur. La douleur est cuisante momentanément, mais la peau durcit et toute souffrance disparaît. Les cloches sont percées d'un fil graissé qui laisse écouler la sérosité. En aucun cas, il ne faut déchirer ou enlever la peau.

b) Crevasses, gerçures, engelures.

— Elles sont dues au passage brusque du chaud au froid intense. Les sujets lymphatiques y sont particulièrement exposés et ceux qui se lavent avec de l'eau tiède ou s'essuient mal. Soir et matin, on enduit les parties malades de glycérine.

c) *Cors.* — Ces tumeurs épidermiques sont ordinairement dues à des chaussures trop étroites et à semelle trop mince. Les bains chauds les ramollissent et des grattages répétés avec l'ongle ou un couteau émoussé finissent souvent par les faire disparaître. On recommande aussi de les couvrir avec des feuilles de lierre.

d) *Verrues ou poireaux.* — Les *verrues* sont chassées par le suc jaune de la grande éclaire ou chélidoine, qui pousse contre les murs. On les fait aussi tomber en les attachant à la base avec un fil de soie.

B. — *La vue.*

Les yeux sont fragiles.

1º Les enfants au berceau, placés obliquement près d'une fenêtre, finissent par *loucher*. Les muscles des yeux prennent une mauvaise direction et l'organe de la vue se met de travers.

2º Les élèves qui s'approchent trop de leur livre deviennent *myopes*. Le cristallin se bombe et nécessite l'emploi de lunettes à verres concaves (creux) pour rendre la vue normale.

3º Le mal contraire est la *presbytie*.

qui atteint surtout les vieillards,dont les muscles affaiblis laissent le cristallin s'aplatir. On y remédie par des lunettes à verres convexes (bombés).

4° Myopes et presbytes ne doivent jamais mettre des lunettes sans avoir consulté un oculiste. Les verres achetés aux opticiens ou dans les bazars risquent fort d'aggraver le mal s'ils ne correspondent pas à l'état de l'œil.

5° Les personnes obligées de travailler le soir à des travaux minutieux feront bien de mettre des verres fumés, dits *conserves*, de ne pas recevoir directement les rayons lumineux sur les yeux et de laver ceux-ci avec de l'eau salée tiède.

C. — *L'ouïe.*

Pas d'oreilles sales ! Nettoyons-les tous les matins et, de temps en temps, enlevons le cérumen avec un cure-oreilles sans blesser le tympan.

D. — *L'odorat.*

Ne pas se moucher est aussi dangereux que répugnant : les yeux rougissent, les cils tombent, l'oreille devient dure.

L'habitude d'introduire ses doigts dans le nez finit par amener la destruction des cartilages avec émission d'une odeur insupportable, dite *punaisie*. Cette affection se rencontre surtout chez les priseurs.

E. — *Le goût.*

Le *goût*, localisé dans les papilles nerveuses de la langue et du palais, s'émousse par l'abus du tabac, des boissons fortes, des mets trop épicés. Alors, il nous renseigne mal sur la saveur des aliments. Le plaisir qu'on éprouve à manger un morceau de choix est diminué et l'on s'expose à avaler des aliments dangereux pour la santé.

2e Section. — Les grands ennemis de la santé.

CHAPITRE 1er. — LES MALADIES CONTAGIEUSES

A. — Les microbes.

Outre les maladies dues au mauvais fonctionnement de nos organes, il en existe d'autres imputables à l'introduction dans notre corps d'êtres microscopiques appelés microbes. Ces sortes de maladies sont contagieuses, c'est-à-dire transmissibles d'un individu à l'autre, et par là même évitables.

Les microbes sont des végétaux inférieurs dépassant rarement 1 millième de millimètre. Les uns sont utiles, les autres éminemment nuisibles. Il y en a de globuleux, d'allongés, de spiralés, de mobiles, etc.

Quelques-uns passent par diverses formes et tous ont un genre de vie particulier, avec une facilité de reproduction extraordinaire.

Tous se nourrissent de matières organiques, différentes pour chaque espèce.

Il s'en trouve partout : dans l'air, dans l'eau, dans le sol, dans notre corps ; de sorte que nous sommes infestés normalement. Ils pullulent toutefois de préférence dans les lieux obscurs, humides, malpropres ; dans les villes plus que dans les campagnes ; dans les vallées plus que sur les montagnes.

Leur force de résistance est considérable ; le froid le plus intense les gêne peu et une chaleur de 100° ne les tue pas toujours. Leurs plus grands ennemis sont : la *lumière solaire*, *l'air*, la *propreté* et les *antiseptiques*.

Les microbes peuvent nous infecter de trois façons:par les *voies respiratoires*, par les *voies digestives*, par la *peau*. Heureusement que notre corps se défend généralement seul. Les poils imperceptibles qui tapissent les muqueuses les arrêtent et les liquides de ces muqueuses les tuent. S'ils parviennent à entrer dans le sang, celui-ci lance contre eux ses *globules blancs* ou *leucocytes*. Ces derniers sont des microbicides. Assez nombreux et assez forts, ils les englobent et les tuent. Mais, si l'individu est affaibli par les excès, par le travail, par une alimentation insuffisante ou mauvaise, par le manque d'air, de lumière ou d'exercice, par l'abus de l'alcool ou du tabac, par la maladie, les leucocytes succombent, les microbes infestent le sang, y pullulent, dévorent les tissus et les empoisonnent par leurs sécrétions toxiques, dites *toxines*.

L'homme peut donc se défendre : 1° d'abord de l'invasion par une propreté méticuleuse, par une alimentation rationnelle avec des substances saines (lait bouilli, viandes cuites, eau bouillie en temps d'épidémie, etc.) ; par une respiration large d'air pur, par la vie au grand air, par la désinfection des locaux, des mobiliers et des vêtements contaminés ; 2' de la désorganisation de ses tissus attaqués, par la suralimentation, le repos, la cure d'air, l'usage des médicaments.

B. — Principales maladies contagieuses.

a) La tuberculose (1).

1. *La maladie.* — La tuberculose est la plus redoutable des maladies microbiennes : elle tue annuellement 150.000 Français, soit 511 par jour, 17 par heure.

Son microbe a été appelé le *bacille de Koch*, du nom du docteur allemand qui l'a découvert. Il peut s'installer dans les poumons (phtisie pulmonaire), le cerveau (méningite), les intestins (carreau), les reins, la moelle épinière, les articulations, etc., mais les poumons sont son séjour de prédilection.

Les *poitrinaires* (malades atteints de phtisie pulmonaire) doivent leur mal à une prédisposition naturelle acquise ; les fils de poitrinaires sont plus sujets à l'affection (mais ils naissent indemnes). De même, les sujets affaiblis par une

(1) *Avis aux maîtres.* — Lire les instructions accompagnant la circulaire ministérielle du 20 octobre 1902, dans le *Bulletin des Instituteurs de l'Aveyron*, année 1902, page 347.

cause quelconque offrent une proie facile au bacille.

2. *La préservation.* — La tuberculose étant transmissible, et non héréditaire, est donc évitable. En premier lieu, les poitrinaire doivent s'abstenir de cracher sur le sol et sur les parquets. Les crachats contiennent des milliers de bacilles : ils se dessèchent, se pulvérisent et contaminent l'air et les aliments. On devrait s'astreindre à jeter ses expectorations dans un crachoir (de poche ou d'appartement) qu'on stérilise journellement.

A première vue, tout crachat est suspect !

En second lieu, il faut se faire un corps apte à lutter victorieusement contre le microbe. On y parvient par une hygiène personnelle presque continue (propreté de la peau et des vêtements, travail modéré et gymnastique), par l'hygiène de l'habitation (emplacement favorable, larges dimensions, aération et ventilation suffisantes, lumière abondante, balayage humide sans époussetage, désinfection), par l'hygiène de l'alimentation (aliments sains en quantité suffisante, bien préparés ; boissons saines).

3. *La guérison.* — La tuberculose est encore curable.

Traitée à ses débuts, elle ne résiste pas à une alimentation riche, à un repos absolu et à une vie à l'air abondant et pur jour et nuit.

La suralimentation assure la réfection des tissus désorganisés. L'air renouvelé de jour et de nuit brûle le carbone des

4

aliments et maintient la température normale. Le repos diminue toutes les les occasions d'usure (1).

b) *La fièvre typhoïde.*

La fièvre typhoïde se propage surtout par l'eau. Cette maladie influe sur le système nerveux ou tue. Elle est le plus souvent due à la contamination des eaux de puits par les infiltrations des fosses d'aisances. Il est prudent en toute saison de filtrer l'eau de boisson et de la faire bouillir en temps d'épidémie.

c) *Le charbon.*

Le charbon attaque de préférence les animaux. L'homme se l'inocule en touchant les bêtes malades s'il a la peau entamée, à moins qu'il ne soit piqué par une mouche charbonneuse. Le remède trouvé par Pasteur consiste en une vaccination spéciale qui, non seulement guérit, mais rend réfractaire au mal. On ne saurait trop s'éloigner des animaux atteints de maladies épizootiques, qu'on isole conformément aux prescriptions légales, et se laver avec des puissants antiseptiques.

d) *La rage.*

La rage fait moins de victimes depuis

---

(1) Pour plus de renseignements, consulter notre livre : *La lutte contre la tuberculose à l'école*, franco 40 centimes chez l'auteur, à Millau (Aveyron).
Souscription du Ministère des Travaux publics. Plusieurs récompenses.

les découvertes de Pasteur, car sa vaccination est efficace, même après la mor-
sure par l'animal hydrophobe : chien,
chat. Toute bête suspecte est immédiatement abattue et le malade est dirigé,
sur-le-champ, sur un institut antirabique
(prendre des renseignements à la mairie)
après cautérisation de la plaie au fer
rouge.

CHAPITRE 2.   L'ALCOOLISME

L'*alcoolisme* est la maladie chronique provenant des ivresses répétées ou
de l'usage habituel de l'alcool, même
pris à des doses modérées. Sa forme la
plus terrible est l'*absinthisme*.

L'alcool, quelles que soient son origine
et sa nature, est nuisible. Loin d'ouvrir
l'appétit et de favoriser la digestion, il
brûle l'estomac, le dilate et provoque des
gastrites simples ou ulcéreuses.

Sous son action, le foie se gonfle et se
déforme, produisant mal la bile nécessaire pour émulsionner les graisses. Les
reins s'enflamment et contribuent à
l'empoisonnement du corps par une
mauvaise préparation des urines.

Le cœur s'hypertrophie ou subit un
commencement de dégénérescence grais-
seuse ; les vaisseaux sanguins s'enflamment et deviennent fragiles ; d'où, attaques d'apoplexie, ramollissement céré-
bral, méningites, paralysies, etc. La
force musculaire baisse, car l'alcool est
un excitant mais non un fortifiant. La
température diminue ; l'alcool ne ré-
chauffe pas et expose aux refroidisse-

ments et à leurs conséquences. Le corps est affaibli et devient la proie des maladies inflammatoires, contagieuses, et surtout de la phtisie ; les affections les plus bénignes deviennent graves ou mettent longtemps à guérir.

L'alcoolisme est une vieillesse anticipée et misérable. L'alcoolique perd la mémoire et devient le jouet de ses passions. Sans force et sans énergie, il est à charge à sa famille et à la société. Il meurt souvent dans une attaque épouvantable de « delirium tremens », à moins qu'il ne soit enfermé dans un cabanon de fous, laissant des enfants rachitiques et dégénérés.

En définitive, l'alcool peuple les hôpitaux, les prisons, les asiles d'aliénés. Il faut s'en abstenir totalement, surtout à jeun.

Les meilleurs apéritifs sont mauvais. Quant aux boissons fermentées : vin, cidre, bière, leur usage modéré est plutôt tonique si elles sont naturelles. Cependant les enfants n'en doivent prendre que coupées de beaucoup d'eau.

Tout alcoolique est un candidat à la folie !

L'alcoolisme est un fléau social !

Chapitre 3. — Le tabagisme

Le tabac, prisé, fumé ou mâché, est toujours inutile, souvent nuisible.

Le principe narcotique qu'il renferme, la nicotine, est un violent poison qui a de redoutables effets sur toutes les parties de l'organisme. Sous son action, les papilles du goût s'émoussent, les dents se carient et tombent, la gorge s'irrite, les lèvres sont parfois atteintes du cancer.

L'abus du tabac à fumer ou à mâcher provoque le ralentissement de la sécrétion gastrique.

La muqueuse de l'estomac s'ulcère et les digestions deviennent pénibles et douloureuses. Le foie peut augmenter de volume, mal sécréter la bile qui s'épaissit et forme des dépôts ou calculs très gênants. Le système nerveux du cœur est également troublé. Il en résulte un amincissement des parois des vaisseaux sanguins, un épaississement de la fibrine, et il peut se former des embolies et des anévrismes. Le sang ne répare plus les pertes de l'organisme, qui s'affaiblit. Les poumons ne fonctionnent plus normalement. Les muqueuses s'irritent, deviennent sensibles aux refroidissements et sont exposées aux bronchites, aux catarrhes, aux suffocations, à la phtisie, etc.

Les priseurs sont sujets à la punaisie, maladie à odeur repoussante des cornets nasaux, à la cécité (perte de la vue), à la surdité (perte de l'ouïe).

Le tabac émousse aussi les facultés intellectuelles, la sensibilité, la volonté, affaiblit la mémoire et rend paresseux et colère.

Enfin, la nicotine, bien qu'insecticide, n'est pas microbicide. Elle met au contraire le corps en état d'infériorité vitale vis-à-vis des microbes pathogènes ; elle est donc bacilophile.

Abstenez-vous de tabac. Aujourd'hui

vous fumeriez pour faire l'homme, demain par passe-temps, plus tard par passion. Vous amoindririez votre corps physiquement et moralement.

3ᵉ Section. — *Conseils pratiques*

CHAPITRE 1ᵉʳ. — L'HABITATION

1. Le séjour à la campagne est infiniment préférable à celui de la ville ; l'air y est plus pur, la lumière solaire plus abondante, la nourriture plus saine, les occasions de contagion bien moins nombreuses. Mais, où que l'on soit, il n'est pas toujours possible d'avoir une habitation remplissant toutes les conditions hygiéniques voulues. Néanmoins, il faut la tenir de façon à ne pas compromettre notre santé par notre faute.

Voyons rapidement les conditions d'une installation et d'une tenue parfaites.

2. *Emplacement*. — Eviter les altitudes trop élevées et les bas-fonds. La grande raréfaction de l'air sur les très hautes montagnes et les miasmes des endroits humides peuvent amener la tuberculose.

Le voisinage des fumiers et des fabriques aux émanations méphitiques est à craindre, comme celui des usines d'où s'échappent de fines poussières. On évite en partie les effets de ces proximités dangereuses par des rideaux d'arbres et en tournant les baies du côté opposé.

La meilleure exposition est celle dans lesquelles les ouvertures ne sont pas en

face des vents dominants de la contrée
et de la direction habituelle des pluies.
La maison doit être à l'abri de l'humidité, des grands froids et des chaleurs
excessives.

Le logement sera toujours separé du
sol par une cave, pour éviter l'humidité.
Il est bon même d'habiter le premier
étage et non le rez-de-chaussée ; plus on
s'élève, plus les poussières et les microbes se font rares et moins la lumière
manque.

3. *Dimensions*. — En principe, 60
mètres cubes d'air par personne sont
nécessaires. Toutefois, à cause de la ventilation qui a lieu par les interstices des
portes et des fenêtres, on estime que 25
mètres suffisent, à condition de ne pas
se clore hermétiquement.

4. *Aération*. — Encore faut-il aérer
souvent en ouvrant les fenêtres. On
évite les courants d'air ou on les brise
en plaçant des rideaux mobiles sur des
tringles horizontales. Mais, plus d'alcô-
ves, plus de parfums, plus de fleurs,
plus de pipes dans les chambres à coucher. Il faut que l'air circule partout
abondant et pur. Il serait même bon de
s'entraîner à coucher la fenêtre ouverte.

5. *Eclairage*. — Guerre aussi à
l'obscurité : la lumière solaire tue les
microbes et chasse l'humidité. « Où
n'entre pas le soleil, entre le médecin. »
« Les maladies sont comme les champignons qui croissent à l'ombre et dispa-
raissent au soleil. » Supprimons les
rideaux fixes et ménageons de larges
fenêtres.

6. *Chauffage.* — La chaleur des appartements doit varier entre 12 et 16 dégrés ; trop basse, elle expose aux refroidissements et ne chasse pas l'humidité ; trop élevée, elle peut occasionner des congestions.

Le système de chauffage le plus sain est celui des cheminées ; malheureusement c'est le plus coûteux. Celui des poêles en fonte est mauvais, à cause des émanations d'acidecarbonique et d'oxyde de carbone, surtout si on ferme la clef. Les poêles en faïence sont excellents, ainsi que les calorifères à vapeur, à eau chaude ou à air chaud.

Il faut éviter de porter les poêles au rouge, l'oxyde de carbone traversant alors la fonte très facilement. Un bassin d'eau sur le poêle prévient le dessèchement de l'air. Enfin, les cheminées sont ramonées annuellement pour éviter des incendies.

7. *Balayage.* — Malgré toutes les précautions, la maison se salit ; il faut la nettoyer plusieurs fois par jour. Le balayage à sec doit être sévèrement interdit à cause des poussières qu'il soulève. Une excellente méthode consiste à répandre de la sciure de bois mouillée sur le plancher ; les poussières s'incorporent à elle et sont enlevées sans semer des germes de mort. En tout cas, il faut bien arroser et balayer quand l'eau ne paraît plus.

Pour un motif analogue, on frotte avec un chiffon mouillé et on n'époussette jamais.

8. *Désinfection.* — Il est indispensa-

ble enfin de désinfecter un local ayant
été habité par un malade ou simplement
par un inconnu. Les murs sont badi-
geonnés avec un fort lait de chaux
appliqué sur la couche ancienne non
grattée. Les planchers et les meubles
sont nettoyés avec une solution antiseptique chaude, et longtemps aérés. Le
linge est envoyé à l'étuve.

9. *Dépendances de l'habitation.* —
Les dépendances de la maison ne doivent pas être une source de maladies.
Les fosses à fumier sont dressées au loin
pour éviter : 1° les odeurs ammoniacales,
mauvaises pour les yeux et la respiration ; 2° la contamination des eaux de
puits.

Les eaux ménagères ne croupiront
jamais à l'air ; on les conduira dans des
fosses d'aisances étanches, mobiles si
possible, souvent nettoyées et désinfec-
tées avec du vitriol vert (sulfate de fer),
du chlorure de chaux, du lysol, etc.

CHAPITRE 2. — LE VÊTEMENT

1° Le principal rôle du vêtement est
de défendre des alternatives brusques
du chaud et du froid. C'est une enveloppe isolante empruntée au règne animal ou au règne végétal. Il comprend
deux parties : le *linge de corps* et le
vêtement proprement dit.

Le linge de corps est en toile de lin,
de chanvre ou de coton ; plus rarement
de soie. Il se charge des pellicules, qui
se détachent de l'épiderme, et des ma-

lières grasses sécrétées par la peau. Il faut en changer souvent et l'avoir très propre.

Quant au vêtement, il varie suivant la saison et le climat. En principe, il vaut mieux avoir chaud que froid. Dans tout vêtement, il faut tenir compte du tissu, de la couleur, de la forme et de la substance. Les tissus à mailles larges (laine, fourrures) emprisonnent une grande quantité d'air et conservent la chaleur du corps. Les étoffes noires absorbent la chaleur du soleil, tandis que les blanches la renvoient ; l'été, il faut préférer ces dernières. La forme des vêtements dépend de la mode ; il faut savoir résister à celle-ci quand elle est contraire à la santé. Trop larges, les vêtements exposent aux refroidissements ; trop étroits, ils compriment les organes et provoquent des déformations. Enfin, certains effets sont nuisibles par leur substance même ; bien des personnes ne peuvent pas supporter le frottement de la laine ; les bonnets de laine « mangent les cheveux » ; les étoffes teintes en vert ou en noir avec des sels arsenicaux peuvent causer des empoisonnements.

2. *Conclusions.* — 1° Préférons les vêtements de laine (qui gardent la chaleur) à ceux de toile ; 2° couvrons-nous en sortant des appartements bien chauffés ; 3° ayons des habits adaptés à notre corps ; 4° évitons les coiffures lourdes qui étouffent les cheveux et écrasent la tête ; 5° mettons peu de vêtements de de caoutchouc qui empêchent la respira-

tion par la peau et l'évaporation de la sueur ; 6° ayons toujours des habits propres.

Chapitre 3. — Antisepsie

Nous vivons constamment en présence de microbes dont beaucoup sont mortels. Si nous ne succombons pas tous, cela tient à notre résistance vitale. Nous savons aussi que l'on se rend réfractaire à certaines maladies par la vaccination. Mais il vaut mieux prévenir le mal. Pour cela nous aurons recours aux antiseptiques.

On appelle antiseptiques des substances propres à tuer les germes infectieux. La liste en est assez longue et jamais close. Nous citerons seulement le lysol, l'eau de javelle, l'acide phénique, le sublimé corrosif, l'iodoforme, l'acide borique, les sulfates de fer et de cuivre.

Ces substances désodorisent tout en désinfectant.

Il faut en user largement — avec quelques précautions pour les toxiques et les caustiques — pour les nettoyages journaliers, pour les bains, pour le lavage des vêtements, pour le balayage des planchers, pour la désinfection des locaux et des fosses d'aisances.

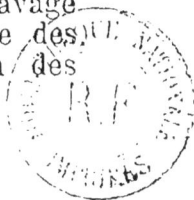

RODEZ, IMP. VIRENQUE-CASSAN

29